STUDIOS

T A L M A

Du même auteur :
– *Prières de vie de l'Empereur Jaune*

Avertissement. Le contenu de ce livre ne peut en aucun cas se substituer à un avis, diagnostic ou traitement médical professionnel. Vous devez toujours consulter des professionnels de la santé et suivre leur avis sans délai quel que soit le contenu de ce livre, qui n'est pas médical. Nous ne pouvons donc aucunement être tenus pour responsables des conséquences éventuelles qu'il pourrait engendrer. Chaque lecteur assume le risque et la responsabilité pour l'ensemble de ses actions et choix.

ISBN : 978-1-913191-42-9

Talma Studios International Ltd.
Clifton House, Fitzwilliam St Lower
Dublin 2 – Ireland
www.talmastudios.com
info@talmastudios.com

Amaya Chu Shen

PRIÈRES DE GUÉRISON

DE L'EMPEREUR JAUNE

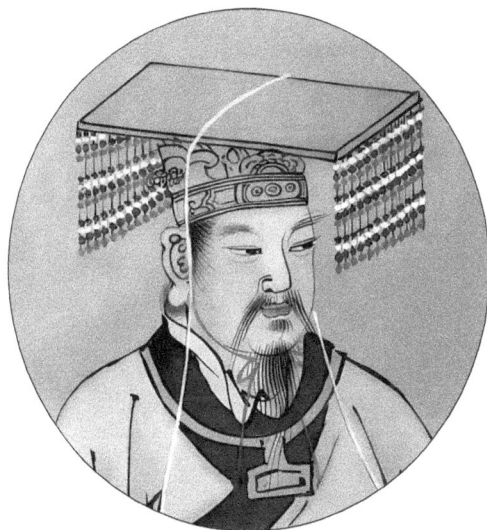

STUDIOS

TALMA

Prier est un élan du cœur chargeant l'air de légèreté
et d'un sentiment d'unité.

Bien qu'individus identifiés, nous sommes unifiés au Tout
et reliés d'âme à âme.

L'Empereur Jaune

Introduction

Le vent d'hiver souffle sur mon velux dispersant les dernières feuilles des acacias à la lueur d'une lune éclatante. Il est 3 h 40 exactement et, comme chaque nuit depuis plusieurs mois, je suis extraite de mes songes enchantés pour écrire.

En effet, depuis août 2021, aussi incroyable que cela puisse paraître, j'entre en connexion avec l'Empereur Jaune, souverain ayant vécu au IIIe millénaire av. J.-C., en tout cas, son âme et/ou son énergie qui perdure(nt) à travers les âges – évidemment, je ne peux prouver qu'il s'agisse bien de lui, même si je n'ai aucun doute. L'histoire commence lorsque mon ami et éditeur, Patrick Pasin, me demande d'entrer en contact avec des êtres ayant œuvré dans le domaine de la santé, afin qu'ils puissent continuer d'intervenir au service de l'Humanité. À ce titre, il choisit l'Empereur Jaune, considéré comme le père de la civilisation chinoise et de sa médecine traditionnelle. Je n'avais jamais fait « parler » un être aussi mythique ni aussi ancien, bien que mes expériences m'aient souvent conduite dans des communications aux frontières de la mort et au-delà.

C'est la première fois que je fais le récit de cette magnifique histoire, je suis émue et à la fois… dans l'expectative des réactions que peut susciter une telle révélation. Pour moi-même, j'ai accepté depuis longtemps de ne pas tout comprendre et j'évite de me poser des questions stériles. Le fait est que, depuis deux ans et demi, je communique avec cet esprit merveilleux qui m'enseigne et apporte de nouveau sa contribution à l'Humanité.

Les premiers textes reçus nous content son mode de vie, ses activités. Son image se dessine, il m'apparaît de plus en plus nettement. Désormais, ses traits me sont précis et il se présente souvent à moi revêtu d'une veste jaune incrustée de pierres précieuses. Il ressemble beaucoup à l'homme de la couverture du livre.

Le cinquième message reçu marque un tournant : il me souffle que, maintenant que j'ai « dépassé certaines limites », il peut m'entraîner à ressentir, sur moi d'abord, puis sur les autres, l'énergie qui circule, les zones de « vide » ou de « plein », les points de blocage... Cette période effervescente me plonge dans l'expérience du soin guidé par ses mains, sa voix, que je perçois clairement, et son immense connaissance. Je reçois des signes chinois – moi qui n'ai jamais appris le mandarin – et ceux-ci possèdent tous une signification. Il me montre les outils médicaux dont il se servait à son époque – par exemple, une seringue en bois pour les saignées –, je cueille et prépare les plantes médicinales avec lui, j'entends les invocations ou prières de guérison. En même temps, il me donne les indications pour déplacer mes mains ou ma pensée sur les corps, m'enseigne comment « s'entend la vibration des méridiens » et, bien que je ne pratiquerai pas, comment se plantent plus ou moins profondément les aiguilles d'acupuncture, en fonction du résultat souhaité. Il emploie souvent des minéraux ou des pierres précieuses pour diffuser de l'énergie, apaiser ou dynamiser. Il fait preuve d'une inventivité désarçonnante, et chaque soin réalisé ensemble nous emmène dans des sphères créatives inédites mais agissantes. Ces séances s'effectuent principalement à distance.

J'apprends à tout consigner pour ne rien oublier. J'essaie d'être précise quant aux détails que je perçois, que je vois, que j'entends, que je sens par le goût, l'odorat ou le toucher. Lors d'un soin, j'écris ce qu'il me dit en même temps que j'agis avec lui. Je n'interviens jamais en mon nom. J'attends qu'il m'appelle à lui, qu'il m'enveloppe comme s'il enfilait un gant. Je me fonds en lui et le soin peut alors débuter sous son autorité.

C'est au cours d'un soin donné en août 2022 qu'une première prière s'écrit, afin de renforcer l'effet de la séance qui vient d'avoir lieu. Je pense à un cas isolé tant ces moments sont uniques et en lien avec l'histoire intime de la personne. Finalement, ce sont deux puis trois puis trente-huit prières de vie qui nous furent offertes pour nous accompagner sur notre chemin de santé ou de développement personnel et spirituel.[1]

Le livre que vous tenez fait suite au précédent, mais il est entièrement consacré à la santé en délivrant soixante-douze demandes à l'Univers ou aux guides spirituels, pour soutenir le parcours de guérison. Il propose un ensemble de prières destinées à accompagner les thérapeutiques médicales conventionnelles, sans pour autant les remplacer. Il faut garder à l'esprit que la consultation auprès d'un médecin reste la première démarche à entreprendre. Intégrées au processus de soin, les prières peuvent apporter des bénéfices supplémentaires, mais elles ne doivent jamais se substituer aux conseils médicaux ni inciter à l'arrêt des traitements prescrits. Elles n'ont pas pour vocation de guérir instantanément, mais d'apporter un soutien énergétique et la détermination à aller vers le mieux-être. Parfois, soigner, c'est guérir, mais pas toujours. Néanmoins, nous devrions désormais emporter dans notre trousse à pharmacie les prières de guérison de l'Empereur Jaune.

Il est 3 h 40 ce matin, mon cahier et mon dictaphone sont prêts. L'Empereur Jaune aime me réveiller à cette heure, peut-être suis-je plus disponible. Je sens que ma connexion est très puissante, car mon mental n'est pas en alerte. Je ne pense pas, je ne raisonne pas, je suis en état parfait de réception. Néanmoins, dans les moments de grande captation, les prières m'arrivent à tout moment, que ce soit en voiture, au travail ou dans tout acte de la vie quotidienne. Cela me demande juste d'être organisée.

---

1. *Prières de vie de l'Empereur Jaune*, A. Chu Shen, Talma Studios, 2023.

L'originalité de ces prières réside dans leur accessibilité à tous, contrairement à celles gardées secrètement par les guérisseurs traditionnels, qui sont généralement transmises lors de rituels spécifiques et réservées à des initiés. En revanche, dans la philosophie de l'Empereur Jaune, il est primordial que tout un chacun puisse les utiliser pour renforcer l'efficacité des traitements et favoriser la guérison complète des malades.

Ces intentions appartiennent donc au public le plus large : les professionnels de santé tels que médecins, thérapeutes, infirmiers… peuvent s'en servir pour insuffler de la puissance à leur travail, tout comme les patients ou toute personne désireuse d'aider autrui, car, avec ces prières, il est possible de soutenir un malade pour créer les conditions propices à sa guérison, notamment en générant des vibrations positives.

Les prières de l'Empereur Jaune sont sécurisées et dépourvues de tout danger, chaque mot étant soigneusement choisi pour ne pas convoquer d'entité nuisible, l'ensemble de ce travail étant orienté vers la santé et le bien-être de l'Humanité.

Vous observerez que ces sollicitations, en provenance du monde de l'invisible, font parfois appel aux pouvoirs des plantes et des minéraux. En effet, tout être vivant possède une vibration et des caractéristiques uniques pouvant concourir au bien. Par exemple, en prononçant le nom d'une plante, nous faisons référence à son esprit de guérison, les mots agissant comme des activateurs d'énergie de l'organisme transmis aux cellules du corps et à l'âme de l'être malade. Inviter un végétal dans une prière n'implique pas nécessairement son ingestion ou son application physique directe, mais une connexion à son essence de vie.

Vous découvrirez aussi que les prières interpellent souvent les « esprits du Ciel ». Là encore, il est question d'appréhender des flux hautement énergétiques capables de transmuter la matière en vue d'obtenir la guérison ou de s'en approcher.

Le pouvoir de l'esprit, décuplé par la prière, possède une action créatrice dans la réalité, traversant l'espace et le temps, ce qui explique les résultats obtenus lors de soins à distance, comme si thérapeute et patient se trouvaient dans un même lieu. La pensée, orientée dans l'intention, est donc capable de provoquer des changements dans la matière.

Ainsi en est-il de la prière. Cependant, elle ne peut agir seule. En premier lieu, la réciter sans engagement profond n'amène à rien. En revanche, lorsque le patient s'aventure sur le chemin de la découverte et recherche activement des moyens pour soutenir son organisme et son esprit, elle devient un outil puissant, capable de produire des miracles. Il est important de souligner qu'elle comporte tout de même des limites et, redisons-le, ne peut se substituer à la médecine.

L'idée de ce livre est que chacun puisse accéder à un potentiel similaire à celui des sorciers d'autrefois, qui utilisaient la puissance des mots pour guérir. Cette capacité n'est pas réservée aux pratiquants religieux ou aux méditants. C'est ce que nous enseigne l'Empereur Jaune, et nous allons le découvrir ensemble.

Amaya Chu Shen

La pratique des prières de guérison

La prière sans religion

Les peuples anciens observaient de nombreux rites pour scander les activités et évènements de leur vie, dieux et divinités faisaient partie intégrante de leur environnement. S'adresser à eux était naturel et implorer leur aide l'était tout autant. Par la suite, les chants, les incantations (issues de la magie), les messages parlés trouvèrent leur voix dans la prière à caractère religieux, terme conservé depuis pour cette pratique.

Pour nous, elle prend une autre signification, car, dénuée des dogmes et croyances imposées, elle nous renvoie à l'intelligence naturelle, à l'ordre du monde, incluant toutes les instances visibles et invisibles. Ces dernières ne requièrent ni vénération, ni adoration, car chacune joue son rôle sur l'échiquier de la vie, à pied d'égalité avec les Hommes. En revanche, pour l'être humain, entrer en résonance avec les énergies lumineuses le renforce et l'élève.

Prière ou mantra ?

De temps à autre, des indications accompagneront les prières, mais, quoi qu'il en soit, osez écouter votre être intérieur, votre petite voix. Osez lui confier le rythme de vos prières. La plupart d'entre elles sont courtes pour pouvoir les répéter plusieurs fois de suite, sans danger, ni effets secondaires.

Laissez-vous guider par votre ressenti. N'oubliez pas que vous œuvrez pour le bien, pour la santé, pour la joie de permettre, parfois à un autre que vous, de devenir bien-portant.

Vous verrez apparaître le mot « mantra » lorsque les prières sont très courtes. Pour celles-ci, l'Empereur Jaune indique qu'elles doivent être répétées plusieurs fois d'affilée. Elles sont élaborées pour être faciles à mémoriser ; ainsi, en ne faisant plus l'effort de porter notre attention sur les mots, nous nous laissons porter par le rythme et l'harmonie.

Chez les hindous et dans le bouddhisme, les mantras ont une action protectrice sur le mental, qui a tendance à s'échapper de la concentration. Il s'agit d'une fuite d'énergie. À l'origine, le mantra permettait le déclenchement vibratoire entrant en résonance avec des sons sacrés, ces derniers faisant partie des constituants de l'univers, donc du corps. Pour nous, le mantra augmente le pouvoir guérisseur des mots par une orientation déterminée de la pensée qui ne fluctue pas et reste focalisée sur son objet. De plus, par la scansion, il détourne la pensée obsédante tout en allant droit au but. Par exemple, en cas de douleur, réciter un mantra sera plus efficace qu'une prière. Lorsque nous récitons en martelant les syllabes, à un rythme soutenu, le ressenti de la douleur diminue voire disparaît.

Je voudrais relater ici cette expérience vécue alors que j'étais dans la phase de réception des prières, période qui a duré plusieurs mois. Tandis que je me rendais à mon travail pour une journée dense, une céphalée débuta. J'y suis sensible et je sais que si je n'interviens pas dès les premières douleurs, elles dureront quarante-huit heures. Étant en voiture et ne pouvant m'arrêter, je me rappelai alors des premières rhèses de la prière pour les céphalées et migraines et du dernier mot :

> Migraines, céphalées
> Pâquerette et menthe des champs
> En couronne déposées sur ma tête
> …
> Partez

Je me mis à réciter ces paroles en boucle, en ajoutant une phrase au milieu pour plus de cohésion, et le fis durant quelques minutes sans m'arrêter. Voici ce que cela donna :

Migraines, céphalées
Pâquerette et menthe des champs
En couronne déposées sur ma tête
Agissez pour que mon mal de tête disparaisse
Douleurs
Partez

C'est ainsi que je découvris que la douleur diminuait graduellement, jusqu'à disparaître complètement au bout d'une quinzaine de répétitions. Depuis, j'en ai beaucoup moins, et le résultat est toujours positif, à condition d'utiliser la prière dès les premières sensations, que ce soit la version originale ou légèrement modifiée. Sinon, elle perd son efficacité. Cela m'est malheureusement arrivé en réunion « active », tandis qu'en réunion « passive », j'ai pu me concentrer dans l'instant et la réciter avec son résultat merveilleux.

Réciter une prière

Les prières de cet ouvrage sont toutes tournées vers la santé et la guérison. Elles demandent à créer un instant pour soi, en soi, afin qu'émerge dans le silence de l'âme les plus belles dispositions à offrir. La prière est un don. Chacune peut être prononcée pour soi ou adaptée pour les autres.

Il faut parfois la réitérer plusieurs fois dans la journée pour soutenir le processus, mais rarement au-delà de trois, car toute prière adressée avec présence et détermination est déjà enregistrée par l'Univers. Nul besoin donc de déclamer des prières toute la journée.

La manière de réciter dépend de chacun : vous pouvez choisir à voix haute si vous pensez mieux vous imprégner des paroles. En effet, nous prenons alors davantage conscience de l'effet vibratoire, nous pouvons même le ressentir dans notre gorge, notre poitrine ou notre tête. C'est ce que je pratique le plus souvent, notamment en situation de soin.

La prière peut aussi être lue dans notre for intérieur, mais attention de ne pas nous laisser distraire : chaque mot doit être vécu, absorbé, puis envoyé avec le désir qu'il ait une action.

Accompagner et compléter la prière

Dans le premier volume, Les Prières de vie de l'Empereur Jaune, ce dernier nous expose que, pour prolonger l'effet, nous pouvons poser dans le livre sur la prière utilisée une photo de soi ou de la personne pour qui nous adressons notre requête. Cette remarque est autant valable pour les prières de guérison. Ainsi, elles peuvent s'effectuer à distance, pour un résultat identique à celui produit pour une personne proche de nous.

Voici un cas qui illustre cette démarche : Julien est un homme d'une soixantaine d'années vivant à plusieurs centaines de kilomètres de chez moi. Victime d'un accident de la voie publique, il se voit immobilisé avec un écrasement de la malléole. Le chirurgien qui l'opère indique avoir fait son possible, car certains os ont été broyés. Je venais de « recevoir » la prière sur les fractures au moment où son fils me téléphona. Ayant la photo de Julien, je la déposai sur la prière et la récitai plusieurs fois par jour à son attention. Trois semaines après, le plâtre fut enlevé pour être remplacé et, contre toute attente, la cheville montrait déjà une consolidation osseuse inespérée. À l'heure où se termine ce livre, le dernier plâtre a été retiré. Son fils me donne de bonnes nouvelles et m'indique que les médecins sont interpellés par la qualité de la reconstruction de la cheville. De plus, Julien ne ressent aucune douleur depuis le début, ce qui lui a permis de témoigner d'un moral d'acier tout au long de cette épreuve, selon ses proches.

Un endroit dédié dans la maison, un petit autel par exemple, créera les conditions bénéfiques supplémentaires pour que notre prière soit entendue. Cependant, cela ne comporte aucun caractère obligatoire, c'est dans le cœur que naissent les meilleures intentions.

Pour tous les états maladifs dont il est question dans l'ouvrage, nous pouvons ajouter des prières du premier volume. Par exemple, la prière pour les énergies nocives renforce, par une action globale et complémentaire, le processus de toute prière de santé, quels que soient les maux. Pour les maladies en lien avec un état émotionnel instable, la prière pour les émotions s'avère un excellent complément. Lorsqu'une opération chirurgicale est nécessaire, la prière pour optimiser une opération chirurgicale a pour but de limiter les effets secondaires et permettre une récupération sous les meilleurs auspices.

Certaines prières de guérison vous paraîtront généralistes, telle celle pour les cancers. Cependant, elles s'accompagnent de prières spécifiques en fonction des symptômes : la prière pour les maux d'estomac, celle pour les brûlures (2e et 3e degrés) en cas de traitement par radiothérapie, etc.

Enfin, l'Empereur Jaune relie plusieurs prières de guérison à l'énergie des pierres.[2] S'il ne nous est pas possible d'en acquérir dans l'immédiateté des symptômes à traiter, entrer en contact avec leur énergie produit le même effet. Il suffit alors de visualiser le minéral appliqué sur la zone malade et le sentir diffuser ses bienfaits. En agissant ainsi, notre rapport au corps se modifie, tout comme celui à la douleur.

Bien que mon bagage en lithothérapie soit limité, j'ai vécu l'écriture de ce livre comme une aventure extraordinaire, car l'Empereur Jaune m'a emmenée dans les contrées mystérieuses de cette connaissance. Malgré mon ignorance, il a pris le soin de distiller en moi le nom des pierres et leurs usages. Parfois, je n'avais même aucune idée de la succession de

---

2. Pierres et minéraux doivent, pour la grande majorité, être nettoyés et purifiés régulièrement. Ne pas hésiter à demander conseil à son fournisseur.

lettres qui s'inscrivait sur mon ordinateur et découvrais le mot une fois la dictée de l'Empereur Jaune terminée.

Dernière précision : il a demandé que la ponctuation soit minimale, ce que nous avons respecté.

En ce qui concerne les enfants, ils pourront de la même manière que les adultes profiter des bienfaits des prières. Ils sont même souvent plus réceptifs que les adultes, la frontière entre visible et invisible étant beaucoup moins franche pour eux que pour nous. S'ils sont trop petits pour les lire eux-mêmes, ce sont les parents qui réciteront l'intention qui leur est destinée.

Le corps et la représentation de l'arbre

Les prières de guérison de l'Empereur Jaune se répartissent en plusieurs sections, reliant symboliquement les systèmes du corps humain aux parties d'un arbre.

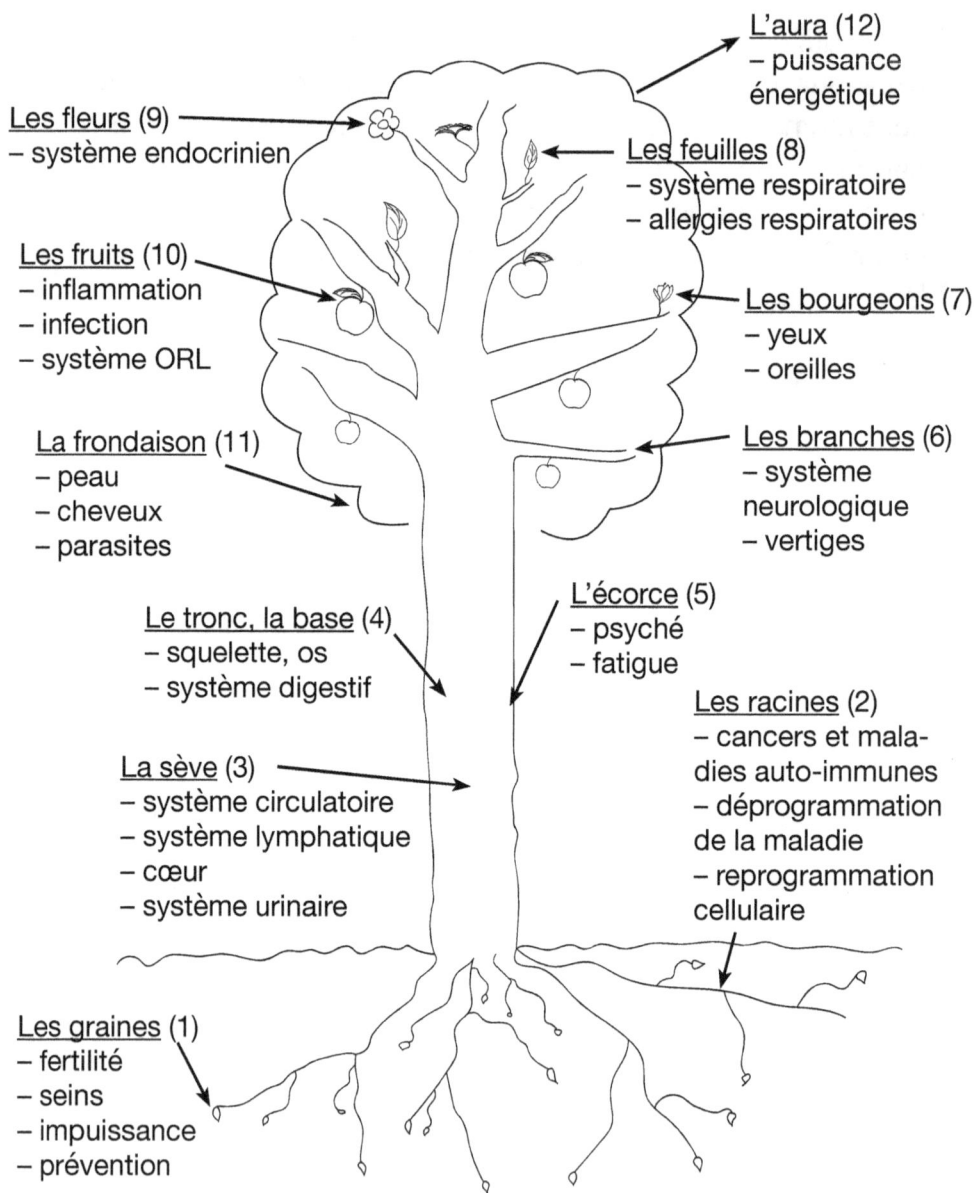

L'aura (12)
– puissance énergétique

Les fleurs (9)
– système endocrinien

Les feuilles (8)
– système respiratoire
– allergies respiratoires

Les fruits (10)
– inflammation
– infection
– système ORL

Les bourgeons (7)
– yeux
– oreilles

La frondaison (11)
– peau
– cheveux
– parasites

Les branches (6)
– système neurologique
– vertiges

Le tronc, la base (4)
– squelette, os
– système digestif

L'écorce (5)
– psyché
– fatigue

Les racines (2)
– cancers et maladies auto-immunes
– déprogrammation de la maladie
– reprogrammation cellulaire

La sève (3)
– système circulatoire
– système lymphatique
– cœur
– système urinaire

Les graines (1)
– fertilité
– seins
– impuissance
– prévention

Partie I

LES GRAINES

La fertilité

Prière à réciter le matin, au moment où les énergies sont montantes.

Pierre : une malachite sur un petit autel dédié (ou la porter en amulette) accompagnée d'une plante en germination ou en processus de croissance.

Harmonies célestes
Entrez en jeu
Pour que mon terreau soit fertile

Que la graine d'amour
Se fixe et s'épanouisse
Dans un nid sécurisant et doux

Axiomes terrestres
Qui engrangent la joie et la tendresse
Déversez en moi une pluie de germination

Mon corps est prêt
Mon âme s'unit
À l'alchimie des êtres
Pour faire naître la vie

Je rends grâce mille fois

Les seins

Mastose

Prière à réciter une fois par jour, le matin, pendant au moins quinze jours, jusqu'à ce que la distance entre soi et les autres se construise. La personne doit avoir conscience qu'elle n'a pas à tout « absorber » et que son désir d'aider doit se manifester d'une façon plus juste pour elle et son entourage.

Douleurs et désagréments
Logés en mon sein
Passez votre chemin

Que ma générosité jaillisse
Que mon énergie s'accomplisse
Que je ne prenne pour moi
Les douleurs des autres
Comme des enfants à chérir

Je suis libre mais présente
Je suis proche mais distante
Mon lait s'écoule
De ne pouvoir tous les nourrir

Anges bénis des femmes
Enveloppez-moi
De votre manteau de protection
Et guidez-moi
Vers les sentiers de la compréhension

Kyste

Prière à réciter une fois par jour, le matin, durant trente jours et vérifier l'évolution.

Pierre : pierre de lune portée en pendentif, au niveau du kyste.

Pourrais-je abriter en mon sein
Pourrais-je protéger sous mon aile
La tristesse s'envole
J'admets mon impuissance

Aidez-moi, maîtres célestes et attentionnés
À pénétrer le cœur avec les yeux de l'âme
À accepter la justesse des situations

Merci de m'insuffler
La connaissance des lois divines
Favorisant une action juste de ma part

Kyste, tu n'as plus lieu d'être
Kyste, envole-toi

L'impuissance

Cette prière peut être prononcée juste avant l'acte d'amour ou à tout autre moment de la journée, comme un mantra orientant la pensée vers l'objectif.

Pierre : œil de tigre rouge porté en bracelet ou dans la poche.

Que ma tête déraisonne
Que ma confiance soit totale

Je m'unis au Grand Tout
Pour obtenir vigueur et tempérament

La prévention

Pierre : cristal de roche brut
À porter sur soi (bracelet, pendentif) pour une protection vis-à-vis des maladies, à placer dans la cuisine pour l'alimentation et la dynamisation de l'eau, à poser dans le tiroir à médicaments pour la dynamisation des traitements ou compléments alimentaires.

Prévention des récidives
Après un épisode de maladie, la personne récitera cette prière une fois par jour, le matin, pour améliorer sa convalescence ou prévenir les récidives. La durée d'utilisation de la prière sera fonction de l'intensité du mal, allant de quelques jours à quelques semaines.

> Que cette maladie
> Expression de mon ressenti
> Trouve la voie de la sortie
>
> Qu'à jamais, elle reste endormie
> Qu'à jamais, elle me laisse du répit
>
> Je suis empli(e) de gratitude envers la vie

Prévention par l'alimentation
La manière dont nous préparons nos aliments pour les consommer influence leur taux vibratoire. La nourriture que nous mangeons s'imprègne de l'énergie véhiculée lorsque nous cuisinons. Comme il a été prouvé que les molécules de l'eau réagissent à la force vibratoire des mots, il en est de même pour tout ce que nous absorbons.

Cette prière très courte, à prononcer une fois, permet de poser un dôme de protection sur le repas tout en participant à la santé globale des individus s'apprêtant à le consommer.

> Que ce repas coloré d'amour
> Distribue santé et vigueur
>
> Que ce repas consommé en harmonie
> Nourrisse organes et cellules
> Pour le maintien primordial de la vie

Prévention par dynamisation de l'eau

Cette prière permet de purifier l'eau. Il est intéressant de la prononcer lorsque nous mettons l'eau en carafe. Cette dernière peut être posée sur la prière elle-même en permanence. De plus, elle apporte un effet supplémentaire pour la gestion de l'eau durant les voyages. Attention, elle ne dispense pas de la traiter convenablement par les moyens habituels.

> Principe de vie essentiel
> Libère ta pureté
>
> Que ton pouvoir alchimique soit ta force
> Inondant les composants de mon corps
>
> Qu'il soit mon temple, mon refuge

Prévention par dynamisation des médicaments ou compléments alimentaires

Tout médicament ou complément alimentaire va gagner en puissance d'action grâce à cette prière prononcée au moment de l'achat. Ensuite, déposée dans le tiroir des médicaments, elle poursuivra son effet. Pour les thérapeutes réalisant eux-mêmes leurs produits, cette intention peut être couplée avec la prière pour optimiser une préparation de soin.[3]

Équilibre des énergies
Équilibre de la matière

Enzymes et molécules de ce produit (*nommer le produit*)
Circulez en mon être
Gardez-moi en santé rayonnante
Psychique et physique

Grâce à vous
Que mon véhicule terrestre
Accueille mon âme céleste
Pour servir et offrir au monde
Ma perfection unique et nécessaire

---

3. *Prières de vie de l'Empereur Jaune, op.* cité.

Partie II

LES RACINES

Les racines sont le principe et la source de vie de l'arbre. Ainsi, les maladies qui découlent d'un dysfonctionnement au niveau des racines sont graves.

La prière pour les miracles peut être utilisée en support pour toutes les maladies des racines.[4]

---

4. *Prières de vie de l'Empereur Jaune, op.* cité.

Les cancers, les maladies auto-immunes

Cette prière générale s'adresse à toute personne affligée par un cancer ou une maladie auto-immune. Elle est à réciter matin et soir. Elle peut être complétée par d'autres prières en lien avec l'organe touché, par exemple, ou les symptômes présents. Les pierres pouvant apporter un soutien sont nombreuses et seront choisies en fonction des caractéristiques de chaque maladie.

Travailleurs de l'Univers
En charge de cette maladie
Permettez que le corps entier
Retrouve sa logique
Et son habileté à pouvoir lui-même se guérir

Enfant de l'Univers
Je suis aimé(e) et protégé(e)
Pour que ma présence sur Terre
Soit celle d'un avènement heureux

La déprogrammation de la maladie

Cette prière est à réciter une fois par jour, au coucher, pour favoriser un changement cellulaire, nécessaire sur le chemin de la guérison. Elle sera suivie de la prière pour la reprogrammation cellulaire. La durée est fonction de la gravité de la maladie et des caractéristiques propres à chacun(e). L'écoute intérieure profonde trouve ici toute son importance pour guider la personne vers ses propres rythmes.

À coupler avec la prière pour la pensée créatrice en santé.[5]

> Ô Tout-puissant
> Par cette prière, permets à chacune de mes cellules
> De recevoir ta lumière divine
>
> Chaque cellule retrouve un programme juste
> Et parfaitement adapté
>
> Joie, félicité, vibration intense
> Pour un changement immédiat et irréversible

---

5. *Prières de vie de l'Empereur Jaune*, *op*. cité.

La reprogrammation cellulaire

Cette prière est à réciter une fois par jour, au coucher, pour engendrer la reprogrammation cellulaire, durant trois semaines minimum (à ajuster en fonction des besoins de la personne et de son ressenti).

À coupler avec la prière pour la pensée créatrice en santé.[6]

C'est l'heure du changement
C'est l'heure d'accepter
Accepter le renouveau
De l'être perpétuel

Inutile de rester figé(e)
Rephasage et détermination
Activent le processus de revitalisation

Cellules vivantes
Acceptez la lumière
Le son vibrant de la vie
Qui écarte le voile de la nuit

Libérez-vous de vos mémoires empoisonnées
Ajustez-vous aux fréquences cristallines

La vie est énergie

---

6. *Prières de vie de l'Empereur Jaune*, op. cité.

Partie III

LA SÈVE

Pour tous les inconforts ou maladies de la sève, la prière pour la circulation des fluides peut être employée en complément.[7]

---

7. *Prières de vie de l'Empereur Jaune*, op. cité.

Le système circulatoire

Veines

Phlébite, varices, insuffisance veineuse

Prière à réciter une fois par jour, si possible au moment d'un massage, pour plus d'efficacité.

> Je manque d'espace
> Mon corps lutte
> Et ma tête abandonne
>
> Ange de la circulation
> Redonne force et vigueur
> Aux fluides merveilleux[8]
>
> Que leur passage soit facilité
> Par ta volonté
>
> Merci

Circulation sanguine

Prière à réciter une fois par jour, le matin, avec la pleine conscience de la « sève » qui circule dans le corps et procure la vie.

Pierres : hématite et citrine à porter en bracelet.

> Sève magique de l'existence
> Par qui la vie éclot
> Par qui l'énergie circule

---

8. Les fluides merveilleux désignent ici le sang et le plasma.

Regarde mon air effarouché
Je survis

Désormais, tout est enclenché
Je respire
Je vibre
Je vis

Le système lymphatique

Circulation lymphatique

Prière à réciter une fois par jour, le matin, le temps que durent les symptômes.

Sang blanc, flux serein
Que ma circulation soit paisible et active
Par la puissance du thym
Qu'aucun obstacle ne fasse surface

Activation du thymus (renforcement immunitaire)

Cette prière comporte une action sur le renforcement du système immunitaire. À réciter une fois par jour, le matin, deux semaines par mois en prévention. Lors d'un épisode de maladie, elle peut être ajoutée aux autres prières plus ciblées sur les symptômes.

Pierre : aigue-marine à porter en pendentif sur le thymus (entre le creux des clavicules et le milieu du sternum).

Pulse, pulse la vie
Gorge-toi d'un sang propre

Pulse, pulse le rythme
Des cellules guerrières affairées

Que le feu ardent
Soit attisé et combatif

Escadrons en place
Ordre et plénitude

Le cœur

Troubles du rythme cardiaque
Palpitations, extrasystoles, séquelles d'infarctus du myocarde, effets secondaires de certains médicaments, etc.

Cette prière est à employer comme un mantra. Elle est très courte, pour être apprise par cœur. À réciter autant de fois que souhaité.

Pierre : rhodochrosite portée en collier ou en bracelet.

> Ardeur bonheur
> Cesse ce vacarme
>
> Que la joie soit ton abri
> Promptement et pour toujours

Le système urinaire

Cystite

Cette prière est à prononcer trois fois par jour (ou plus si souhaité) durant la phase aiguë de la maladie, une fois par jour une semaine sur deux en préventif.

Plante : busserole à consommer en tisane en préventif et en curatif ou sous d'autres formes (gélules, ampoules...). Les posologies et dosages sont donnés par les fabricants, s'y référer.

> Feu de mes envies
> Feu de mes désirs
> Puis-je exprimer mon besoin
> De m'asseoir dans ce territoire

> Feu de mes frustrations
> Feu de mes empêchements
> Rendez-moi les rênes de ma vie
> Pour que j'installe ma place
> Soutenue par l'angélique
> Instamment et puissamment

Énurésie

Cette prière est à réciter avec l'enfant au moment du coucher.

Pierre : jade néphrite à poser sur la table de nuit.

> Santoline, fée magique
> Endors-moi au son de ta musique
> Pour que dans ma nuit aucun hic
> Ne vienne perturber ma retenue

Je contrôle sans contrôle
Je relâche sans lâcher
Je maîtrise comme un(e) grand(e)

Calculs rénaux

Plantes : orthosiphon, pariétaire, sabline rouge, en tisane, 1,5 litre par jour.

Dans mon sac, je ramasse
Tant de cailloux pour ne pas me perdre

Aigue-marine, écoute-moi

Dans mon sac, ça ressasse
Tant de tracas que je conserve

Aigue-marine, aide-moi
À vider le sac
Pour me reconstruire
À créer une place
Pour une renaissance parfaite

Coliques néphrétiques (lors des douleurs vives)

Cette prière agit comme un mantra que l'on récite plusieurs fois de suite au moment des douleurs.

Laser de guérison
Traverse mon corps
Emporte la douleur
Loin de moi
Loin du corps

Prostate

Cette prière est à réciter une fois par jour, le matin, pour réduire les problèmes liés aux dysfonctionnements de la prostate.

Pierre : chrysoprase (quelques pierres dans la poche ou portées en bracelet).

Voyez ma verdeur
À travers mon âme juvénile

Voyez mon enthousiasme
À travers mon cœur ouvert

Voyez comme j'en suis sûr
Les efforts de mon être

Permettez-moi de relier
Corps physique et âme éternelle

Que puis-je faire sur Terre
Qui ait un sens sérieux

Regarder les étoiles
Et attendre leurs signaux
Je me sens inutile et parfois incompris

Permettez-moi de donner encore
D'aimer et de protéger

Ne me jugez pas sur une impuissance
Redorez ma grandeur

J'ai besoin d'aide
Merci

Partie IV

LE TRONC, LA BASE

Le squelette, les os

Fracture

Ces trois prières peuvent être récitées au choix pour accélérer le processus de solidification des os après fracture, au minimum une fois par jour. Elles peuvent aussi être apprises par cœur (surtout la 2 et la 3) et prononcées tel un mantra plusieurs fois dans la journée ou lors des soins s'il y en a.

> Corne broyée et ortie séchée
> Unissez vos forces
> Pour lutter avec moi

> En pluie de paillettes
> Dispersez sur mes os abîmés
> Les atours de la consolidation
> Paix – Calme – Amour

Ou

> Corne broyée et ortie séchée
> Par vos forces mêlées
> Agissez pour reconstruire mes os
> Promptement et durablement

Ou

> Pied tordu, main cassée, bras envolé
> Que la présence divine inonde mes cellules
> Jusqu'à guérison complète

Entorse

À réciter au minimum une fois par jour. Cette prière peut aussi être prononcée plusieurs fois dans la journée ou lors des soins s'il y en a.[9]

Méli-mélo, fibres entremêlées
Repos et introspection
Sont maîtres de la Cité

Par les anges de la récupération
Lasers de lumière et faisceaux d'amour
Démêlent les fils un à un

Merci

Arthrite, arthrose, polyarthrite rhumatoïde, rhumatismes...

Prière à réciter matin et soir durant les périodes de crise, une fois par jour en prévention.

Puissent mes articulations *(ou autres systèmes du mouvement)*
Ressentir le confort, la douceur veloutée
Puissent-elles (ils) retrouver souplesse et fluidité

Je délivre mon cœur
De ses retenues envahissantes

---

9. NdÉ : je ne résiste pas au plaisir de partager cette anecdote. Tandis que j'avançais dans la lecture, je me suis arrêté à la page précédente. Pendant le weekend, je me suis foulé le poignet droit. Or, en reprenant la lecture, il y avait cette prière pour les entorses. Je me suis empressé de la réciter *in petto* (j'étais dans les transports en commun). La douleur et la gêne ont disparu après 4 ou 5 récitations. En revanche, elles sont revenues le soir, après avoir oublié que je sortais d'une foulure et forcé un mouvement. Je l'ai de nouveau récitée, et la douleur et la gêne sont reparties.

Je parle avec ma tête
Plutôt qu'avec mon corps

Rendez-moi ma parole
Et affranchissez-vous

C'est un ordre, partez

Le système digestif

Digestion lente et maux d'estomac
Cette prière fait appel à l'esprit de trois plantes aux actions puissantes sur le système digestif. À réciter trois fois de suite au moment des difficultés, une fois avant les repas en prévention en cas de fragilité à ce niveau.

Pierre : corail rouge à poser sur le système digestif à l'endroit de la douleur.

Ô basilic sacré
L'air circule en moi
Libérant les espaces
Permets à ma digestion
De se faire sereinement

Ô menthe délicate
Dissous les peines
Absous les tensions, les crispations
Les contractions, les spasmes

Ô pissenlit joyeux
Offre la libération de la bile
Puissant adjuvant
Permettant le passage
Jusqu'à la fin du processus de transformation

Tout circule en moi
Tout fonctionne en harmonie
Je me sens léger
Mon corps fonctionne pleinement

Aérophagie

Imaginer un morceau de charbon végétal placé à l'intérieur du ventre, à l'endroit où l'on souffre. Visualiser le pouvoir d'absorption du charbon pendant que l'on récite la prière.

> Toi, charbon végétal
> Au pouvoir absorbant fantastique
> Prends place au creux de mon estomac *(ou de mes intestins, suivant l'endroit)*
> Et active-toi
> Aspire l'air et neutralise les blocages
> Pour que je ressente légèreté et confort

Nausées, vomissements

Mantra à réciter en rythme sur la respiration.

Sur l'inspiration :

> Tourne et retourne
> Tourbillon de l'angoisse

Sur l'expiration :

> Tourne et retourne
> Bien vite à ta place

> Aux essences de citron
> Se mêle l'aigremoine
> Tourne refoule
> Je ne veux plus te voir

À réciter cinq fois, à renouveler si la nausée est très forte. Ralentir le débit de la respiration au fur et à mesure.

Ulcère digestif
Cette prière est à prononcer deux fois par jour jusqu'à disparition des symptômes et de la maladie.

Pierre : rhodochrosite à porter en pendentif sur le plexus solaire.

Hôte indésirable, virus exécrable
Enclenche ta sourdine
Fais taire tes trompettes

Le feu en moi s'amenuise
De blessures, il ne restera point

Tu es effacé de ma vie
Je recouvre la santé

Constipation
À réciter tel un mantra pendant un massage sur le ventre dans le sens des aiguilles d'une montre et/ou plusieurs fois par jour jusqu'à régularisation du transit. Cette prière doit être accompagnée d'un régime alimentaire adapté.

Par le pouvoir de l'eau, des fibres et des principes apaisants
Tournant, tournant, dans le sens du soleil
Massant, massant, matières fuyantes
Que bien vite mon transit se régularise

Diarrhée

À réciter tel un mantra pendant un massage doux sur le ventre dans le sens inverse des aiguilles d'une montre et/ou plusieurs fois par jour jusqu'à régularisation du transit. Cette prière doit être accompagnée d'un régime alimentaire approprié.

Par l'esprit de la retenue
Je te demande
De cesser l'écoulement
Instamment

Prière pour le foie

Imaginer une topaze jaune posée sur le foie, diffusant des ondes de guérison et réciter cette prière.

Colère rentrée
Paroles étouffées
Exprimez-vous
Parlez

Il est temps de vous adresser
À ce qui vous irrite
À ce qui vous hérisse
Pour éviter de vous nuire

Calculs biliaires

Cette prière est à réciter trois fois par jour en phase aiguë, une fois par jour en préventif.

Plante : chardon Marie à consommer sous la forme préférée par la personne. Posologies et dosages sont donnés par les fabricants, s'y référer.

Torrents de bile
Pluies acides
Trouvez votre équilibre

Le feu de la colère, de la rancune
Des sentiments non digérés
Faiblit lorsque j'accepte
De régler le conflit

Je fais appel
Aux intelligences universelles
Pour m'inspirer la vue claire

Acceptez mon pas d'acceptation
Pour un bond vers la guérison

.

Partie V

L'ÉCORCE

La psyché

Trac

Prière à réciter plusieurs fois avant toute intervention en public avec une goutte d'huile essentielle de laurier noble sur le cou dans le creux des clavicules.

> Ô anges de la communication
> Et armoise magique
> Ouvrez la voie
> Au Verbe sacré
>
> Que mon intervention parlée
> Soit la vôtre
> Aidez-moi à toucher le cœur
> Selon votre parfait dessein

Anxiété

Cette prière de la paix est à réciter à tout moment lorsqu'un état anxieux se manifeste ou trois fois par jour pour les personnes en proie à des épisodes aigus pénibles. En prévention, pour stabiliser l'état psychique, elle peut être prononcée une fois par jour le matin ou au coucher suivant la préférence.

> Sois en paix, cher… *(nom de la personne)*
> Sois en paix là où les vagues te submergent
>
> Tiens bon le fil d'or de la vie
> Ne le lâche sous aucun prétexte
> Car autour de toi
> Une armée de bienfaiteurs agit
> Pour te souffler la paix
> Pour t'insuffler l'énergie

Lorsque tu penses que c'est fini
Rien n'est fini dans un tel chaos
Défais ton armure de peurs
Ouvre tes épaules
Et accueille le flux de la vie

Sois confiant(e) pour toujours
Sois certain(e) que le meilleur t'appartient
Les épreuves arrivent
Parfois, tu ne les assimiles pas
Tu ne les comprends pas
Mais nous sommes là
Pour éclairer ta route
Te ramener à elle
Pour ta réalisation complète

Sois confiant(e) dans la beauté de ton âme
Vois la vie comme un cadeau à chaque pas
Accroche à ton cœur mille occasions de bonheur
Et sois en paix

Crise de panique, crise d'angoisse
Ce mantra est à réciter en boucle durant la crise.

Donnez-moi de l'air
Donnez-moi de l'aide
Venez vite à mon secours
Protection, calme et délivrance

Terreurs nocturnes, cauchemars (enfants)

Ce petit mantra aidera l'enfant à se renforcer, à se donner du courage pour se rendormir en toute sécurité. Les parents peuvent le réciter plusieurs fois de suite avec lui.

À partir de 3 ans, il est possible d'appliquer une ou deux gouttes d'huile essentielle de lavande fine sur le drap ou l'oreiller avant l'endormissement (préventif) ou après la terreur nocturne.

> Le courage est mon bouclier
> La confiance est mon épée
> Je me rendors avec sérénité

Dépression

Cette prière doit être récitée trois fois par jour pour insuffler de la vitalité, une fois par jour en prévention des épisodes dépressifs.

Pierres : œil de tigre, tourmaline noire, citrine portés en bracelet ; quartz rose porté dans la poche ou posé sur la table de nuit.

> Ô protections divines, célestes et cosmiques
> J'en appelle à vos bras tutélaires
> Pour me porter vers la lumière
> J'en appelle à vos énergies diffuses
> Pour m'en instiller la fulgurance
> J'en appelle à vos clés parfaites
> Pour que je sache déverrouiller les bonnes portes

> Ô protections divines, célestes et cosmiques
> Répandez en moi l'étincelle du rayonnement
> Pour la joie d'être en vie

Deuil

La période de deuil est parsemée d'étapes variées pour parvenir à l'acceptation de la situation. Des sentiments forts et contradictoires nous traversent. Cette prière aidera à apaiser, à transformer, à accepter.

À réciter matin et soir pendant les périodes vives, puis à la convenance de chacun en fonction de son évolution dans le processus de deuil.

Pierre : améthyste posée à côté de soi ou portée en pendentif ou bracelet.

Relevez-moi des abysses du désespoir
Relevez-moi des torrents de larmes

Au sentiment de perte et au manque
J'accroche des rayons de lune scintillants

Donnez-moi la lumière de la torche
Donnez-moi le réveil des heureux

Au sentiment d'isolement et d'apathie
J'accroche des éclats d'étoiles

Je perçois le doux souvenir
Je perçois la tendresse nouvelle

Déjà le voile se lève
Sur ton sourire radieux

Je suis en paix

La fatigue

Fatigue psychique
Cette prière, tel un mantra, peut être récitée plusieurs fois par jour pour nous aider à surmonter les états de fatigue et nous aider à assurer nos activités quotidiennes.

À coupler avec la prière pour retrouver la foi, l'énergie.[10]

> À vous, esprits des airs
> Infatigables et œuvrant toujours
> Partagez votre vigueur avec moi
> Maintenez-moi dans l'ardeur et la bonne humeur

---

10. *Prières de vie de l'Empereur Jaune, op.* cité.

Partie VI

LES BRANCHES

Le système neurologique

Maux de tête, migraines

À réciter dès le début des symptômes, tel un mantra.

> Migraines, céphalées
> Pâquerette et menthe des champs
> En couronne déposées sur ma tête
> Me bercent et m'affectionnent
> Tension et douleur
> Partez

Insomnies

À réciter au moment du coucher, plusieurs fois de suite si souhaité.

Pierres : quartz rose et améthyste sous l'oreiller.

> Je lâche prise
> Prenez mon âme et bercez-la
> Je m'endors
> Prenez soin de moi et protégez-moi

Les vertiges

Visualiser devant soi une pierre tourmaline noire, tout en récitant plusieurs fois de suite cette prière.

Tourmaline, « tourmaligne »
Protège-moi des vertiges
Redresse-moi
Et plante en moi
Les racines de la stabilité
Tourmaline, « tourmaligne »
Protège-moi

Partie VII

LES BOURGEONS

Les yeux

Conjonctivite
Prière à réciter au moment des soins des yeux.

Lys divin aux gouttes sacrées
Baigne mes yeux de ton sublime nectar
Pour faire fuir l'infection
L'infection de mes yeux

Glaucome
Cette prière est à prononcer une fois par jour en état d'équilibre, ou trois fois par jour en période de crise.

Olivier majestueux
Descends ta paix et ta stabilité en moi
Que les énergies extérieures
N'entament pas le flux de ma sève
Besoin de calme
Besoin d'être préservé(e)

Guides célestes
Entendez mon appel
Pour un équilibre tensionnel parfait

Les oreilles

Presbyacousie

Prière à réciter une fois par jour, deux semaines par mois, pour préserver la santé de ses oreilles.

Par l'intervention de la clarté
Donne-moi l'acuité
Pour entendre le chant mélodieux
De la vie sans soucis
Voilà, c'est dit

Otites (enfants)

À répéter autant de fois que l'on veut, comme une comptine, durant la phase aiguë de l'otite. Elle décentre l'attention de l'enfant et lui donne la force de lutter.

Zip zap tu retapes
De mon oreille, douleur, tu t'échappes

Partie VIII

LES FEUILLES

Le système respiratoire (poumons, bronches)

Toux

Prière à réciter trois fois par jour jusqu'à amélioration des symptômes.

> À toi calament[11] calmant
> Je confie la tâche divine
> De diriger ton armée
> Sur les prétentieux ennemis
>
> Tousse et crache
> C'est la dernière fois
> Tousse et recrache
> C'est bien fini

Asthme

Cette prière est à réciter tel un mantra durant la phase aiguë. Elle est aussi très utile pour aider à stabiliser le terrain et agir en prévention des crises. Dans ce cas, elle sera récitée une fois par jour.

> Sagesse infinie
> Intelligence de mon corps
> Dégage mes bronches
> Rends-moi mon souffle

---

11. Le mot « calament » désigne une dizaine d'espèces de plantes proches de la menthe.

Allergies respiratoires

Cette prière agit surtout pour la prévention et l'amélioration du terrain de la personne allergique. Elle est à réciter une fois par jour en conscience.

Pierres : aigue-marine et émeraude sur le plexus solaire.

L'Univers est mon gilet de protection
Mon filet de guérison

Ô forces bénéfiques de la nature
Prenez votre place contre le mal

Je respire, je resplendis

Partie IX

LES FLEURS

Le système endocrinien (thyroïde, glandes surrénales, pancréas)

Maladie métabolique

Cette prière est à réciter deux fois par jour en même temps que la prise des traitements s'il y en a, jusqu'à amélioration de la situation.

Que le mystère de la vie agisse
Pour me rendre maître (maîtresse) à nouveau de moi-même
De mon corps, de mon esprit

Que le mystère de la vie circule
En mon être corporel, mental et spirituel

Que le mystère de la vie me porte
Et décide avant toute chose
D'agir pour mon bien-être et ma santé

Rien ne se retourne contre moi
Chaque cellule résonne de sa propre vibration d'amour
Les processus s'inversent et je choisis la vie

Partie X

LES FRUITS

L'inflammation

Cette prière peut être énoncée pour tous les états inflam-
matoires, qu'ils soient chroniques ou aigus. Elle peut être
employée seule ou associée à une autre ciblant plus précisé-
ment le problème.

Pierre : ambre portée en bracelet.

Par les énergies terrestres et célestes
J'implore votre bon secours
Pour rétablir en moi loi et équilibre

Laissez s'infiltrer la douceur alcaline
Le manteau satiné
Abritant mes systèmes acides

Laissez fondre les substances toxiques
Les impuretés délétères
Empoisonnant mon temple

Je vous remercie du plus profond de mon être

L'infection

Pierre : cristal de roche pour tous les états infectieux.

Fièvre
Prière à prononcer au moment des épisodes de fièvre.

>   Feu guérisseur
>   Emballant mon cœur et mon corps
>   Réduis ta puissance
>   Tout en activant
>   Les champs d'ondes
>   Propices au changement

Grippe
Cette prière est à réciter trois fois par jour jusqu'à amélioration des symptômes.

>   Que j'expulse
>   Que je crie
>   Je récupère mon énergie
>
>   Conflit repéré non accepté
>   Je délivre mon cœur
>   De ce qu'il a trop réprimé
>
>   Élancé(e) sur ma voie
>   Rien ne m'arrête
>
>   Je suis guéri(e)

Plaie infectée

Cette prière est à réciter au moment des soins jusqu'à amélioration de la situation.

>   Saint Eusèbe
>   Par ta droiture, ton dévouement
>   Et la grandeur de ton âme
>   Conduis-moi
>   Sur le chemin de la régénération
>   Afin que ma plaie
>   Se referme définitivement
>   Recouds les bords
>   Rassemble les chairs
>   Nettoie les germes
>   Qu'à jamais se referme
>   Cette plaie infâme

Abcès

Ces prières sont à réciter au moment des soins jusqu'à disparition des symptômes.

– Panaris

>   Libère-toi de tes chaînes
>   Nul besoin de chauffer, de bouillonner
>
>   Je t'écoute, je t'entends
>   Le cœur battant de la rébellion
>
>   Écoute-moi, entends-moi
>   Et je disparaîtrai sans rébellion

– Gangrène

Gangrène,
À personne tu ne nuis
Tu pleures, tu roucoules ou tu ris
À présent personne tu n'ennuies
De ce corps, tu t'enfuis
Gangrène, tu fuis, tu t'enfuis, tu refuis

– Infection grave
Prière à réciter plusieurs fois par jour (minimum trois fois) en
conscience jusqu'à apaisement de la situation.

Hôtes indésirables
Sortez de mon corps
Qui n'est plus une terre d'accueil

Hôtes indésirables
Ne semez pas vos graines de l'horreur
Mais partez tout de suite

Partez et ne vous développez plus
Mon corps est pur et lumineux
Il ne vous accepte plus

Le système ORL

Pierre : cornaline portée en pendentif pour les rhumes et sinusites.

Sinusite, nez bouché

Mantra léger à répéter autant de fois que souhaité pour retrouver une respiration nasale facile.

> Air de sapin, soin du jardin
> Libère mes chemins
> Pour qu'à nouveau murmure
> Le vent de la Vie

Rhume

Prière à réciter trois fois par jour jusqu'à amélioration des symptômes.

> Eucalyptus, sapin et myrte sauvage
> Je vous invoque humblement
> Pour faire cesser l'écoulement
> Pour libérer les voies aériennes
> Pour qu'à nouveau
> Le souffle de la vie m'envahisse
>
> Air pur régénérateur de cellules
> Transforme et soigne
> Transmute et guéris

Aphtes

Prière à réciter autant de fois que souhaité jusqu'à amélioration.

Citron merveilleux
Apporte tes enzymes cicatrisantes
Pour éliminer les aphtes envahissants
Et soulager ma bouche
Des douleurs incessantes

Angine

Cette prière doit être prononcée trois fois par jour jusqu'à amélioration.

Pierre : aigue-marine portée en pendentif.

Agonie de mes maux
Survivance de ma répartie
Rien ne m'est impossible
Tout est dit

À partir d'aujourd'hui
Rien qui ne doit sortir
Restera dans mon Panthéon

J'utilise ma sentence
Pour le bien de mon existence

Aphonie, enrouement

Prière à réciter en son for intérieur ou dans un murmure, trois fois par jour jusqu'à ce que la voix revienne.

Cri étouffé, voix enrouée
Contraint(e) au silence
Je m'abandonne

Entendez ma complainte
Entendez mon impuissance
Retenez-moi dans votre étreinte
Et relâchez le fiel

Puisse la voix de mon âme
Trouver l'accord parfait
Avec la tonalité de ma vie

Maux de dents
Cette prière est à prononcer avec une pierre fluorine posée sur la joue à proximité de la douleur. À réaliser plusieurs fois par jour, autant que le besoin se fait sentir.

Douleur
Évapore-toi dans l'espace
Dilue-toi dans le temps
Extirpe-toi de ma bouche
Un, deux, trois

Partie XI

LA FRONDAISON

La peau

Brûlure légère (1er degré)

Brûlure légère (1er degré)
Mantra à répéter autant de fois que souhaité ou lors des soins.

> Par les saints dévoués
> Par la lavande retrouvée
> Peau brûlée, peau cartonnée
> Reprends ta souplesse et ta douceur

Brûlure profonde (2e degré et 3e degrés)
Cette prière est à réciter en intensif (plusieurs fois dans la journée) et lors des soins.

> Ô saints protecteurs, amis de l'Univers
> Je fais appel à vous
> Pour guérir couche par couche
> Ma peau
>
> Feu transi, feu stoppé
> L'heure est à la reconstruction couche par couche
>
> Agissez avec efficacité
> Pour faire disparaître
> Douleur et rougeur
> Chaleur et fureur

Dartre, eczéma

Prière à réciter lors des soins de la peau.

Pierre : ambre posée sur la peau.

> Que la caresse divine
> Promène sur ma peau
> Les remèdes à l'angoisse

> Que la douceur angélique
> Abaisse mes défenses
> Jusqu'à l'abandon suprême

Urticaire

Prière à réciter deux fois de suite dans la phase aiguë, puis deux fois par jour si besoin.

> Les feux rouges de mon corps
> S'allument les uns après les autres

> Les feux rouges de mon âme
> Transmettent le message

> Pourquoi ne pas dire
> Ce qui me tracasse tant

> Pourquoi ne pas rire
> Devant cette absurdité

> Aidez-moi à contrôler ma peur
> Protégez-moi pour le meilleur

Verrue

Cette prière est à énoncer avec la certitude que nous demanderons à la fin à la verrue de disparaître avec détermination et foi.

Veux-tu que je parte
Parle-moi

Veux-tu que je m'efface
Libère-toi

Émotions à fleur de peau
Concentrées en un point de ton corps

Dis-moi de partir
Et je m'effacerai

Herpès

Prière à réciter à chaque soin. Cette prière peut être utilisée en prévention, une fois par jour.

Pleurs, sanglots et cris rentrés
Plus de larmes, plus d'exhibition
Cessez le spectacle affligeant
De votre souveraineté déchue

Par la pleine force
Du Seigneur lumineux
Courez et disparaissez

Zona

Cette prière est à réciter plusieurs fois par jour, en particulier lorsque les douleurs sont vives.

Pierres : sur les zones douloureuses, poser une pierre d'ambre, d'améthyste et de sélénite.

D'est en ouest, du nord au sud
De la hauteur à la profondeur
Je nettoie, je fortifie
Je barre la route aux imposteurs

Feu violent
Dégage de mon être
Je rétablis mes circuits
Maintenant et pour toujours

Les cheveux

Alopécie

Pour favoriser la repousse des cheveux et quitter l'angoisse liée à leur perte, cette prière offre un soutien en la récitant matin et soir.

Cher univers informé
Je t'offre ma peur
Je te dédie ma terreur

D'un éclair tu pulvérises
Le traumatisme figé

Je te permets de nettoyer

Envole ma souffrance
Mes pores se resserrent
Mes cheveux surgissent à la surface
Et, sans crainte, poussent
Plus vigoureux et solides que jamais

Merci de me comprendre
Merci de m'accepter
Avec mes faiblesses indicibles
Pour qu'un être fort
Émerge du néant de la douleur

Les parasites

Parasitose
Ténia, gale, poux, oxyures, etc.

Cette prière renforce l'action des soins engagés pour se débarrasser des parasites en créant par l'intention une barrière d'acidité dans le corps et agissant comme répulsif. Les parasites deviennent des hôtes indésirables et renoncent à pénétrer l'organisme.

Dehors
Que mon corps soit mon temple
Sans invités
Sans parasites
Dehors

Partie XII

L'AURA DE L'ARBRE

La puissance énergétique

Cette prière, à prononcer quand on le souhaite, augmente le taux vibratoire et le rayonnement de l'aura.

La matière, vibrante d'amour
Rayonne, rayonne encore

Le rire enchanteur de mes cellules
Propage la douceur et l'innocence

À la pleine réalisation de mon être
Je confie le soin
D'irradier la planète
Pour le bien de tous
Pour le bien de l'Univers

À l'orée d'une nouvelle ère

À l'heure où je termine ces pages, des milliers d'étoiles viennent illuminer la toile céleste. Leur scintillement nous rappelle qu'une constellation se crée par la connexion aux autres et c'est ainsi que se forment les dessins féeriques du cosmos. Ces derniers nous invitent à les dépasser pour oser découvrir au-delà de leurs barrières, au-delà de la nuit.

Il est temps de retrouver le lien sacré à l'Univers, à la Terre, aux forces invisibles, aux plantes, aux animaux, aux minéraux et à nous-mêmes.

Cet état de présence au monde deviendra notre respiration, et la prière en est l'un des instruments. Nous reprenons alors contact avec notre être, avec notre corps, et découvrons les tissages oubliés entre eux. Corps et âme déclinent une intelligence du vivant fascinante où se rencontrent tous les possibles. Croyez en vous, en la vie qui pulse à l'intérieur de vos cellules.

L'Empereur Jaune nous incite à continuer encore et encore, à ne pas arrêter ce processus qui débute, à laisser entendre nos voix s'élever ensemble pour créer l'énergie de guérison. En effet, chacun possède la capacité innée – ce n'est pas un don – pour diriger cette force vers la santé, que ce soit la sienne ou celle des autres. Nous sommes donc tous des guérisseurs en puissance.

Connectez-vous à l'amour, posez vos mains, sentez l'énergie vibrer, se disperser, lever les blocages et circuler.

Les prières de guérison sont désormais vôtres. Comme un artisan chevronné, vous aurez vos préférées, celles que vous connaîtrez d'emblée par cœur. Pour celles qui vous semblent difficiles, libre à vous d'en changer quelques mots ou une tournure de phrase. Vous approprier votre outil est essentiel pour créer l'intimité et la puissance.

Faites s'envoler vos prières tels des papillons, distribuez-les sans retenue et visez la libération du corps et de l'âme ! Le résultat ne nous appartient pas, il est dans le cœur à cœur de chacun avec la Source de vie, mais notre rôle consiste à favoriser ce partage.

La prière pour soi ou pour l'autre éclaire une voie de pureté sublime, en produisant des ondes bénéfiques sans limites. Alors partez à la découverte infinie du pouvoir des mots et des intentions, observez et… vivez.

Table des matières

Introduction   5
La pratique des prières de guérison   10
Le corps et la représentation de l'arbre   16

Partie I – Les graines
La fertilité   18
Les seins   19
   Mastose   19
   Kyste   20
L'impuissance   21
La prévention   22
   Prévention des récidives   22
   Prévention par l'alimentation   22
   Prévention par dynamisation de l'eau   23
   Prévention par dynamisation des médicaments   23
   ou compléments alimentaires

Partie II – Les racines
Les cancers, les maladies auto-immunes   26
La déprogrammation de la maladie   27
La reprogrammation cellulaire   28

Partie III – La sève
Le système circulatoire   30
   Veines   30
   Circulation sanguine   30
Le système lymphatique   32
   Circulation lymphatique   32
   Activation du thymus (renforcement immunitaire)   32
Le cœur   33
   Troubles du rythme cardiaque   33
Le système urinaire   34
   Cystite   34
   Énurésie   34
   Calculs rénaux   35
   Coliques néphrétiques (lors des douleurs vives)   35
   Prostate   36

Partie IV – Le tronc, la base

Le squelette, les os   38
  Fracture   38
  Entorse   39
  Arthrite, arthrose, polyarthrite rhumatoïde, rhumatismes...

                                           39
Le système digestif   41
  Digestion lente et maux d'estomac   41
  Aérophagie   42
  Nausées, vomissements   42
  Ulcère digestif   43
  Constipation   43
  Diarrhée   44
  Prière pour le foie   44
  Calculs biliaires   44

Partie V – L'écorce

La psyché   48
  Trac   48
  Anxiété   48
  Crise de panique, crise d'angoisse   49
  Terreurs nocturnes, cauchemars (enfants)   50
  Dépression   50
  Deuil   51
La fatigue   52
  Fatigue psychique   52

Partie VI – Les branches

Le système neurologique   54
  Maux de tête, migraines   54
  Insomnies   54
Les vertiges   55

Partie VII – Les bourgeons

Les yeux   58
  Conjonctivite   58
  Glaucome   58
Les oreilles   59
  Presbyacousie   59
  Otites (enfants)   59

Partie VIII – Les feuilles

Le système respiratoire (poumons, bronches)   62
    Toux   62
    Asthme   62
    Allergies respiratoires   63

Partie IX – Les fleurs

Le système endocrinien (thyroïde, glandes surrénales, pancréas) 66
    Maladie métabolique   66

Partie X – Les fruits

L'inflammation   68
L'infection   69
    Fièvre   69
    Grippe   69
    Plaie infectée   70
    Abcès   70
Le système ORL   72
    Sinusite, nez bouché   72
    Rhume   72
    Aphtes   73
    Angine   73
    Aphonie, enrouement   73
    Maux de dents   74

Partie XI – La frondaison

La peau   76
    Brûlure légère (1er degré)   76
    Brûlure profonde (2e degré et 3e degrés) 76
    Dartre, eczéma   77
    Urticaire   77
    Verrue   78
    Herpès   78
    Zona   79
Les cheveux   80
    Alopécie   80
Les parasites   81
    Parasitose   81

Partie XII – L'aura de l'arbre

La puissance énergétique   84

À l'orée d'une nouvelle ère   85